Katharina Herdener

30 WORKOUTS IN DER BOX YOGA

Trainingskarten für einen starken, beweglichen Körper und innere Ruhe

riva

Bibliografische Information der Deutschen Nationalbibliothek
Die Deutsche Nationalbibliothek verzeichnet diese Publikation in der Deutschen Nationalbibliografie. Detaillierte bibliografische Daten sind im Internet über http://d-nb.de abrufbar.

Für Fragen und Anregungen
info@rivaverlag.de

Wichtige Hinweise

Dieses Produkt ist für Lernzwecke gedacht. Es stellt keinen Ersatz für eine individuelle medizinische Beratung dar und sollte auch nicht als solcher benutzt werden. Wenn Sie medizinischen Rat einholen wollen, konsultieren Sie bitte einen qualifizierten Arzt. Der Verlag und der Autor haften für keine nachteiligen Auswirkungen, die in einem direkten oder indirekten Zusammenhang mit den Informationen stehen, die in diesem Buch enthalten sind.

Ausschließlich zum Zweck der besseren Lesbarkeit wurde auf eine genderspezifische Schreibweise sowie eine Mehrfachbezeichnung verzichtet. Alle personenbezogenen Bezeichnungen sind somit geschlechtsneutral zu verstehen.

Originalausgabe
1. Auflage 2023

Türkenstraße 89
80799 München
Tel.: 089 651285-0
Fax: 089 652096

Redaktion: Susanne Schneider
Umschlaggestaltung: Manuale Amode, München
Umschlagabbildungen und Fotos im Begleitbuch sowie auf den Karten:
medo.check®, www.medocheck.com
Die Videos wurden zur Verfügung gestellt von medo.check®
Layout: Manuela Amode, München
Satz: Daniel Förster, Belgern

Printed in China

ISBN Print 978-3-7423-2293-7

Weitere Informationen zum Verlag finden Sie unter
www.rivaverlag.de
Beachten Sie auch unsere weiteren Verlage unter www.m-vg.de

Inhalt

1

Yoga – Wohltat für Körper und Geist

Warum Yoga so guttut

Was die körperliche und seelische Gesundheit angeht, bietet Yoga einen geeigneten Weg, um mit einer regelmäßigen Übungspraxis zu mehr Kraft, Beweglichkeit sowie gleichzeitig innerer Ruhe und Ausgeglichenheit zu finden. Diese vielfältige Wirkung von Yoga ist Grund genug, dass es aus dem Alltag vieler Menschen nicht mehr wegzudenken ist. Yoga ist eine uralte Lebens- und Bewegungsphilosophie, die sich immer weiterentwickelt hat. Ihre traditionellen Ursprünge und Grundsätze sind inzwischen in die moderne westliche Welt gut integriert. Das Beste am Yoga ist: Es ist für nahezu jeden geeignet, denn die Mischung aus kraftvollen Elementen und einer großen Portion Beweglichkeitstraining tut unserem von einem modernen Lebensstil geprägten Körper ganz besonders gut. Atemübungen, die Konzentration und Rückbesinnung auf sich selbst sind eine Wohltat für den Geist und lassen den unaufhörlichen Gedankenstrom zur Ruhe kommen.

Eine uralte Tradition neu entdeckt

Yoga wird auf unterschiedlichste Art und Weise auf der ganzen Welt praktiziert. Was ursprünglich als philosophische Weisheitslehre in Indien entstanden ist, hat sich bei uns in der westlichen Welt in den letzten Jahrhunderten zu einer eher körperlichen Übungsform entwickelt. Die Kombination aus Körperübungen, Atemtechniken und Konzentrationselementen trifft genau den Zahn der Zeit, da Stress und Bewegungsmangel leider häufige Begleiter im Alltag sind.

Körperübungen für mehr Wohlbefinden

In den Yogasequenzen und Flows auf den Karten sind eine Vielzahl an Yogaübungen enthalten: Vorbeugen, Rückbeugen, Rotationen, Umkehrhaltungen, Balancehaltungen. Die komplexen Haltungen fördern die Beweglichkeit von Kopf bis Fuß und auf allen Bewegungsebenen. Die motorischen Fähigkeiten werden ebenfalls auf allen Ebenen trainiert und nicht selten stellen die körperlichen Übungen auch kleine Herausforderungen dar. Nicht zuletzt ein Sonnengruß erfordert viel Stützarbeit aus den Händen, den Schultern und dem Rumpf, doch auch die Beweglichkeit wird gefördert und mit fortschreitender Übung spürbar verbessert. Am Ende jeder Übungseinheit stehen ein paar Minuten tiefer Entspannung. Die positive Wirkung der Übungen kann sich entfalten, das Nachspüren leitet eine tiefgehende Regenerationsphase ein. So kostet Yoga keine Energie, sondern spendet immer wieder neue.

Die Atmung als Schlüssel zum Erfolg

Der Mensch atmet zwischen 17 000- und 20 000-mal am Tag, und das an 365 Tagen im Jahr. Das sind im Jahr zwischen sechs und sieben Millionen Atemzüge – ein Leben lang. Unser Leben startet mit einem kräftigen Atemzug und endet mit dem letzten Atemzug. Unsere Atmung ist der wohl treueste Begleiter in unserem Leben und die Brücke zwischen körperlichen und geistigen Prozessen. Doch wie viele Atemzüge nimmt man wirklich bewusst wahr? Die Atmung ist meist eine nicht beachtete Selbstverständlichkeit für uns und viele Menschen entwickeln im Lauf der Zeit immer mehr Haltungsmuster, die die Atmung einschränken. Stress und Verspannungen tragen ihren Teil dazu bei, dass die Atmung immer flacher und somit weniger effektiv wird.

Wie die Atmung auf unser Nervensystem und damit auf die Psyche wirkt

Das Gute an der Atmung ist, dass sie bewusst gesteuert und trainiert werden kann, was sie zu einem wertvollen Werkzeug im Yoga, aber auch im Alltag macht. Tiefes, langsames Atmen wirkt auf alle Menschen gleich: Es beruhigt. Das Ausatmen aktiviert den Parasympathikus, den Ruhenerv des vegetativen Nervensystems. Ein bewusstes, ruhiges Atmen suggeriert dem Nervensystem, wir wären gerade rundum entspannt.

Auf die Matte, fertig, los!

Die wichtigsten Werkzeuge, um mit den Yogaübungen zu starten, hast du bereits bei dir: deinen Körper, deine volle Aufmerksamkeit und diese Trainingskarten. Wenn du noch ein ruhiges Plätzchen findest und eine Yogamatte hast, kann es direkt losgehen.

Immer und überall einsetzbar

Mit diesen Trainingskarten hältst du dein eigenes, kleines Yogastudio in den Händen, das überall einsatzbereit ist. Die Schwerpunkte der einzelnen Yogasequenzen sind unterschiedlich gesetzt – mal kraftvoll, mal entspannend, mal mit einem speziellen körperlichen Schwerpunkt oder für eine besondere Situation im Alltag. Natürlich kannst du Yoga täglich praktizieren. Durch die verschiedenen Schwerpunkte bleibt das Training für dich abwechslungsreich. Zugegebenermaßen ist ein tägliches Training häufig nicht realistisch, verlangt uns der Alltag doch so viel mehr Termine ab und stellt Anforderungen an uns. Empfehlenswert sind zwei bis drei Einheiten pro Woche mit einem Tag Pause dazwischen.

Die richtige Ausstattung

Für eine entspannte und sichere Yogapraxis braucht es nicht viele Utensilien, denn Yoga ist vor allem ein Training mit dem eigenen Körper und Körpergewicht. Das wichtigste Equipment, für das es sich gerade bei einer langfristigen Yogapraxis lohnt, etwas zu investieren, ist eine gute, rutschfeste Yogamatte. Bei der einen oder anderen Übung sind weitere Hilfsmittel sinnvoll. Yogagurt, Yogablock oder Meditationskissen beispielsweise unterstützen auch bei herausfordernden Übungen. Hier kann aber auch auf Alltagsgegenstände zurückgegriffen werden.

Was eine gute Yogamatte ausmacht

Dicke und Dämpfung entscheiden über den Komfort der Matte. Je dicker, desto mehr Komfort bietet sie, je dünner, desto weniger Gewicht und besser geeignet zum Mitnehmen ist sie. Für eine normale Praxis ist die mittlere Dicke von 4 bis 5 Millimetern Stärke ausreichend. Bei der Wahl der Länge und Breite der Yogamatte kommt es auf die Körpergröße an. 60 Zentimeter Breite und 180 Zentimeter Länge sind für die meisten Menschen ausreichend.

Yogablock, Yogagurt und Kissen

Mit dem Yogablock kann die Haltung an den eigenen Körper angepasst und der Schwierigkeitsgrad erleichtert beziehungsweise variiert werden. Yogablöcke – in der Regel nutzt man einen je Körperseite – sind vor allem für Einsteiger zu empfehlen. Ein dickes Buch oder deine Kartenbox erfüllen zu Hause jedoch den gleichen Zweck.

Ein Yogagurt dient dazu, tiefer in eine Dehnung einzutauchen oder eine Dehnung auszuführen, bei der es dir ohne Hilfsmittel schwerfällt, die Wirbelsäule aufrecht zu halten. Bei den Workouts sind einige Übungen mit Yogagurt beschrieben. Wenn du keinen Gurt zur Hand hast, dann nimm ein Handtuch oder einen Gürtel als Ersatz. Auch Gymnastikbänder aus Gummi können dafür sehr gut eingesetzt werden.

Ein weiteres hilfreiches Tool ist ein Meditationskissen. Längere Zeit aufrecht auf dem Boden zu sitzen ist für unsere Hüften ungewohnt, sitzen wir doch zumeist auf Stühlen. Eine zusammengerollte Decke oder ein anderes Kissen erfüllen den gleichen Zweck.

Wie mit den Karten Yoga praktiziert wird

Die Trainingskarten sind übersichtlich aufgebaut und sollen dir dabei helfen, mit wenig Aufwand alles Wesentliche zu deiner Yogapraxis im Blick zu haben. Jede Karte enthält alle für die Yogaeinheit notwendigen Informationen, sodass du direkt mit dem Training starten kannst.

Die Kartenvorderseite

Alle Karten sind fortlaufend nummeriert, sodass du immer den Überblick behältst und das gewünschte Workout schnell findest. Jedes Workout hat einen Titel, aus dem du die Zielsetzung der Praxis sofort erkennen kannst. Entsprechend deines Übungslevels, deiner körperlichen Beschwerden oder der Tageszeit wählst du die Workouts so aus, wie sie in deinen Alltag passen.

Damit du ein Workout mit der richtigen Intensität wählst, findest du auf jeder Karte rechts oben den Schwierigkeitsgrad. Level 1 bedeutet, dass das Workout für Einsteiger geeignet ist, Level 2 steht für eine mittlere Intensität. Diese Programme sind mit Yogaerfahrung oder einer guten allgemeinen Grundfitness geeignet. Level 3 bedeutet, dass das Workout für Fortgeschrittene vorgesehen ist. Diese Kategorisierungen sind lediglich Empfehlungen. Natürlich kannst du auch mit Yogaerfahrung zu den Einsteigerworkouts greifen, wenn dir nach einer entspannten Einheit ist. Ebenso solltest du dich als Neuling nicht von Level 3 abschrecken lassen. Vielleicht findest du dort die eine oder andere Übung, die du gern einmal ausprobieren möchtest. Lies dir die Übungsanleitungen ab Seite 15 genau durch, schaue dir die Übungsvideos an und gehe einzelne kleine Herausforderungen an.

Du kannst ebenfalls auf einen Blick entnehmen, wie viel Zeit du für diese Trainingseinheit einplanen solltest. Die Dauer der Programme liegt zwischen 10 und 45 Minuten. Hier sind eine einstimmende Atemübung, kurze Pausen zwischen den Übungen und die Entspannung am Ende bereits eingeplant. Grundsätzlich ist es empfehlenswert, eine Yogamatte zu nutzen. Sie gibt dir während des Übens Halt und schont die Gelenke. Bei manchen Workouts kommen ein paar wenige Hilfsmittel wie Yogagurt, Yogablock, Kissen oder Rolle zum Einsatz. Wenn du nicht das klassische Yogaequipment zur Hand hast, kannst du auf Seite 7 nachlesen, was du stattdessen nutzen kannst. Auf der Karte findest du an dieser Stelle einen Hinweis, was benötigt wird.

Ein Hinweis zur Atemübung zeigt dir an, mit welcher Atemtechnik du in die Yogapraxis startest – hier stimmst du dich auch mental auf die folgende körperliche Übungseinheit ein. Über den Seitenverweis findest du schnell die ausführliche Beschreibung der jeweiligen Atemtechnik. Im Folgenden lernst du die volle Yogaatmung, die siegreiche Atmung und die Wechselatmung kennen. Die genauen Anleitungen für die Atemübungen findest du auf den Seiten 10 bis 12.

Jede Übung eines Workouts ist farbig bebildert und mit dem Übungsnamen versehen. Zusätzlich enthält jede Übung einen QR-Code, über den du die Übungsausführung als Video abrufen kannst. Bei den meisten Smartphones reicht es aus, in der Fotofunktion die Kamera über den QR-Code zu halten, um das Video aufzurufen. Bei manchen Smartphones muss eine zusätzliche (kostenfreie) QR-Code-Scan-App installiert werden. Die einzelnen Übungen sind darüber hinaus mit einer Nummer versehen. Diese Nummer gibt dir die Reihenfolge an, wie die Übungen nacheinander trainiert werden.

Die Kartenrückseite

Auf der Rückseite jeder Karte findest du den detaillierten Ablauf in Form einer Tabelle. Ganz oben sind noch einmal der Name des Workouts, Schwierigkeitsgrad, Trainingsdauer und Hilfsmittel angegeben. Ein kurzer Hinweis erinnert dich an die Atemübung, mit der du deine Übungspraxis beginnst; über den Seitenverweis findest du schnell die ausführliche Beschreibung der Atemtechnik.

Die Tabellen – der genaue Trainingsplan

Die Übungen sind durchnummeriert und werden in der angegebenen Reihenfolge absolviert. So können die Übungen ihre Wirkung am effektivsten entfalten. Einige Übungen führst du dynamisch aus, das heißt, du bist die ganze Zeit in Bewegung, und diese Bewegung wird im Yoga mit der Atmung verbunden und von ihr unterstützt. Du findest in den Übungsbeschreibungen die genauen Hinweise dazu. Andere Übungen werden statisch gehalten. Das heißt, du kommst aus einer Startposition in eine Endposition und hältst diese für eine bestimmte Zeit. Die Dauer einer gehaltenen Position wird im Yoga in Atemzügen gemessen. Du musst also nie auf die Uhr schauen oder Wiederholungen zählen, sondern kannst dich ganz auf deine Atmung konzentrieren und zählst die Atemzüge. Daher findest du in der Spalte »Ausführung« die Angabe, ob die Übung dynamisch oder statisch ist, unter »Dauer« findest du einen Hinweis, wie viele Atemzüge du in der Position verweilst. Die Abkürzung AZ steht für »Atemzüge«. Einmal ein- und ausatmen zählt als ein Atemzug. Bitte beachte: Je länger deine Atemzüge werden, umso länger dauert natürlich auch das Workout. Nimm dir daher immer genügend Zeit für dein Yoga, damit du nicht in Stress oder Eile gerätst. Je länger deine Atemzüge sind, umso intensiver und effektiver wird das Üben. Besser ist es also, eine Übung weniger auszuführen, aber dafür mit tiefen und bewussten Atemzügen zu trainieren.

Des Weiteren findest du in der Tabelle die Angabe zu den Durchgängen, das heißt, wie oft du die Übung hintereinander ausführst. Ein Durchgang ist beendet, wenn du eine Übung mit der angegebenen Dauer ausgeführt hast. Bei Übungen, die zuerst auf der einen, dann auf der anderen Seite ausgeführt werden, ist ein Durchgang dann beendet, wenn du die Übung zu beiden Seiten absolviert hast. Meist sind es zwei bis drei Durchgänge, je nachdem, wie intensiv die Übung ist. Je nach Leistungslevel darfst du selbst entscheiden, einen Durchgang weniger oder sogar mehr zu machen. Nach einem Durchgang kannst du gern 5 bis 10 Atemzüge in einer Ruheposition verweilen. Setze dich hierfür in den Schneidersitz, lege dich auf den Rücken oder spüre im aufrechten Stand nach – wähle eine Haltung aus, in der du dich entspannen kannst.

Bei Übungen, die zu beiden Seiten ausgeführt werden und bei denen entsprechend die Dauer je Körperseite angegeben ist, ist es nicht notwendig, beim Seitenwechsel eine Pause einzulegen. Du kannst hier im fließenden Wechsel von einer zur anderen Körperseite übergehen.

Drei spezielle Yogaflows

Auf den Karten 28 bis 30 sind drei in sich abgeschlossene Yogaflows abgebildet: Sonnengruß A, Sonnengruß B und Krieger-Flow. Sie bestehen nicht aus Einzelübungen, sondern werden in einem fließenden Durchgang absolviert. Deshalb haben diese Flows auf der Kartenvorderseite nur einen QR-Code. Auch die Darstellung sieht anders als auf den anderen Karten aus. Die genauen Beschreibungen dazu findest du ab Seite 28. Bei diesen Flows wirst du mit dem Ein- und Ausatmen durch die Reihenfolge der Haltungen hindurchbewegt. Hier bist du stets in einem dynamischen Bewegungsfluss, der sich an deiner Atmung orientiert. Mehr dazu auf Seite 12/13.

Vor dem Üben: Nimm dir Zeit zum Ankommen

Im Alltag läuft nicht immer alles stressfrei und es wird immer wieder Situationen geben, in denen du das Gefühl hast, noch einmal tief durchatmen zu müssen, bevor du dein Yogaprogramm startest. Nimm dir die Zeit und mache es zu einer Routine vor jeder Übungspraxis. Um den Körper und vor allem die Gedanken auf die Einheit einzustimmen, solltest du dir zu Beginn der Workouts 2 bis 3 Minuten Zeit nehmen, um nicht nur physisch, sondern auch mental auf deiner Yogamatte anzukommen. Die bewusste Konzentration auf die Atmung kann dabei ein Türöffner sein, die dir hilft, dich von der Außenwelt zurückzuziehen. Mit den folgenden drei Atemübungen spürst und lenkst du die eigene Atmung. Jede Yogapraxis beginnt mit einer dieser Übungen. Unabhängig von deiner Zeit auf der Matte kannst du die Atemübungen aber auch zu jeder anderen Zeit ausführen und damit im Alltag für kleine Ruhepausen sorgen.

Volle Yogaatmung

1. Setze dich aufrecht hin, beispielsweise auf die Fersen, einen Stuhl oder ein Meditationskissen. Lege die Hände mit dem Handrücken entspannt auf den Beinen ab. Schließe die Augen und entspanne das Gesicht sowie den Schulter-Nacken-Bereich. Atme bewusst durch die Nase ein und aus und beobachte dabei, wohin die Atmung fließt. Die Atmung wird automatisch regelmäßiger und ruhiger. Richte die Aufmerksamkeit voll und ganz auf den Bereich rund um deinen Bauchnabel. Lenke deine Atmung bewusst in den Bauch. Wenn du möchtest, kannst du die Hände auf den Bauch legen. Spüre, wie sich beim Einatmen die Bauchdecke unter deinen Händen hebt und beim Ausatmen wieder senkt. Atme 5 bis 8 tiefe Atemzüge in den Brustkorb und in die Flanken ein und aus.

2. Richte deine Aufmerksamkeit auf den Brustkorb, die Rippen und die Schulterblätter. Atme nun bewusst etwas weiter nach oben und fülle den Brustkorb mit deiner Atmung. Lege die Hände dazu seitlich an deine Rippenbögen und spüre, wie sich dein Brustkorb mit dem Einatmen weitet und mit dem Ausatmen wieder zusammenzieht. Atme 5- bis 8-mal tief in den Bauch ein und aus.
3. Atme nun bewusst zu deinen Schlüsselbeinen. Lege dazu die Hände auf dein Brustbein. Lenke deine Atmung zu deinen Händen. Die Atmung wird nun flacher und deutlich kürzer. Atme 5- bis 8-mal tief in die Schlüsselbeine ein und aus. Verbinde nun in einem Atemzug alle drei Atemräume. Atme zunächst tief in den Bauch ein und lasse den Atem dann weiter aufsteigen – über die Flanken und den Brustkorb bis zu den Schlüsselbeinen. Lasse die Luft beim Ausatmen entspannt ausströmen und entspanne den Körper. Atme dann wieder von unten nach oben tief ein.

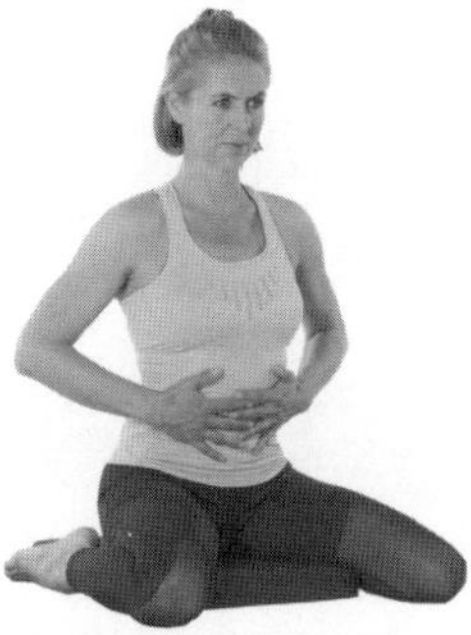

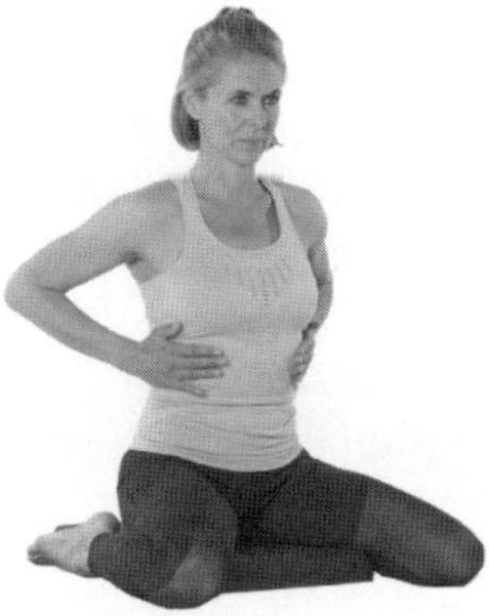

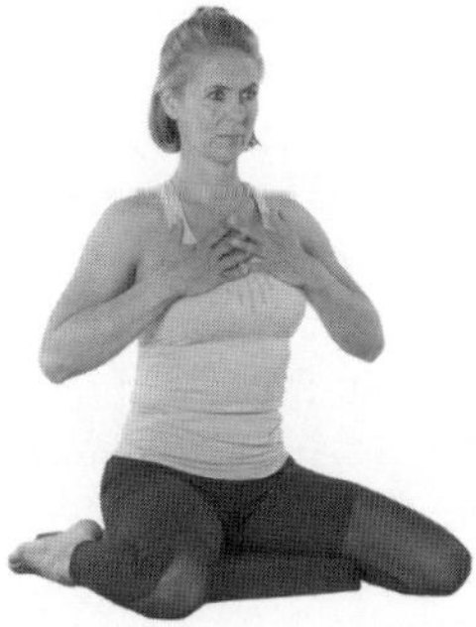

Wirkung: Durch die volle Yogaatmung lernst du deine Atemräume kennen. Mit dieser Atemtechnik richtest du den gesamten Oberkörper auf, denn durch das Einatmen von unten nach oben wanderst du gedanklich deine Wirbelsäule entlang nach oben, sodass sich diese in ihrer ganzen Länge entfalten kann.

Siegreiche Atmung

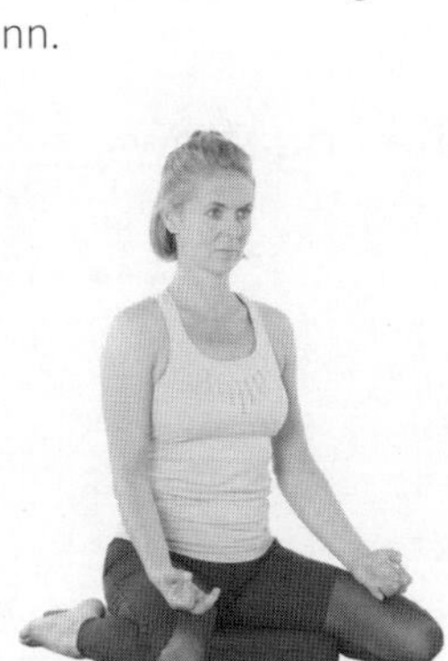

Setze dich aufrecht und entspannt hin. Die Übung kann ebenfalls im Stehen oder Liegen ausgeführt werden. Stell dir vor, du hauchst einen Spiegel an. Bei der siegreichen Atmung, auch Ujjayi-Atmung genannt, machst du genau das, nur mit geschlossenem Mund. Dadurch entsteht ein hörbares Rauschen in der Kehle. Übe das Verengen der Stimmritze zuerst in der Ausatmung und, wenn du damit etwas vertrauter bist, atme dann auch in der Einatmung mit dem Rauschen weiter. Dadurch wird die Luft besser dosiert und der Luftstrom wird feiner und länger.

Wirkung: Die siegreiche Atmung wird meist mit dynamischen oder anstrengenden Yogaübungen und -stilen praktiziert und hilft zum einen, viel Energie aufzunehmen, zum anderen, einen gleichmäßigen Rhythmus in Atmung und Bewegung zu finden. Die Atemzüge werden tiefer und bewusster, was den Körper optimal mit Sauerstoff versorgt und die Konzentration und Aufmerksamkeit auf das Üben lenkt.

Wechselatmung

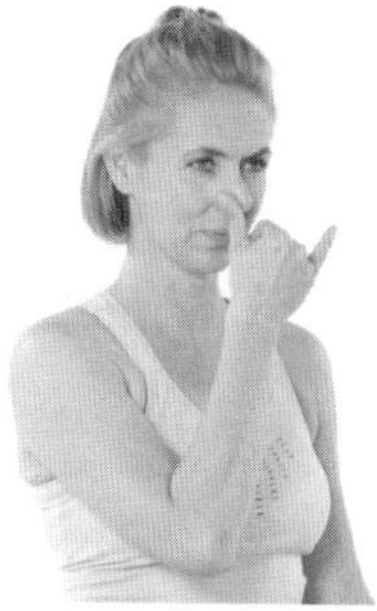

Komme in einen aufrechten und entspannten Sitz. Atme zu Beginn durch das linke Nasenloch ein, indem du das rechte Nasenloch mit dem Daumen verschließt. Halte den Atem an und verschließe beide Nasenlöcher. Atme durch das rechte Nasenloch aus, das linke bleibt verschlossen. Atme anschließend durch das rechte Nasenloch wieder ein, indem du das linke geschlossen hältst. Halte den Atem an. Verschließe beide Nasenlöcher. Atme durch das linke Nasenloch aus, indem du das rechte Nasenloch mit dem Daumen geschlossen hältst. Das ist eine Runde der Nasenatmung. Dieser Ablauf kann beliebig oft beziehungsweise entsprechend der Zeitangaben in den Workouts wiederholt werden. Achte dabei auf eine aufrechte Haltung und entspannte Arme und Schultern.

Wirkung: Das gleichmäßige Ein- und Ausatmen abwechselnd durch das linke und rechte Nasenloch balanciert die Hauptenergiekanäle aus. Das Einatmen durch das linke Nasenloch aktiviert das parasympathische Nervensystem, das für Entspannung, Verdauung, Regeneration steht. Das Einatmen durch das rechte Nasenloch aktiviert das sympathische Nervensystem, das für Aktion verantwortlich ist und bei Stress aktiv wird. Durch die Wechselatmung werden die Energien dieser beiden Systeme ins Gleichgewicht gebracht, was die innere Mitte stärkt. Darüber hinaus fördert die Wechselatmung die Konzentration und die Besinnung auf sich selbst. Auf physiologischer Ebene öffnet diese Atemtechnik die Atemwege und befreit die Nasengänge.

Die Yogaflows

In den Workouts 1 bis 27 werden die einzelnen Übungen jeweils für eine bestimmte Dauer gehalten oder dynamisch nacheinander ausgeführt. Die Workouts 28 bis 30 sind dynamische Yogaflows. Diese drei Flows, bestehend aus zwei Sonnengruß-Varianten und einem Krieger-Flow, aktiveren mit einer vorgeschriebenen Bewegungsabfolge den gesamten Körper, beugen und strecken ihn in alle Richtungen und kräftigen und dehnen ihn somit. In der klassischen Yogapraxis nimmt der Sonnengruß einen besonderen Stellenwert ein. Er wird gern zu Beginn der Yogapraxis geübt, belebt Körper und Geist, bringt beide in Einklang und spendet so Energie. Du kannst einen Sonnengruß genauso zu Beginn deiner Yogapraxis einsetzen; in einigen Workouts ist eine der beiden Varianten auch explizit in den Trainingsplan mit eingebunden.

Beim Sonnengruß und anderen Flows werden die Übungen fließend miteinander verbunden, sodass die einzelnen Haltungen in einem dynamischen Bewegungsfluss verschmelzen. Dabei spielt die Atmung eine wichtige Rolle. Sie unterstützt und begleitet die Bewegungen. Mit jedem Ein- und Ausatmen wird eine neue Position eingenommen. Durch diese Dynamik ergibt sich ein wunderbar fließendes Trainingsgefühl und die Wirkung soll Gesundheit und Glück – nach klassischem Verständnis des Grußes an die Sonne beziehungsweise den Sonnengott – bringen.

Die Flows werden ab Seite 28 Schritt für Schritt beschrieben. Da sich die Dynamik aus dem Wechsel von einer Position in die nächste ergibt und am Atem orientiert, ist jeweils vorangestellt, ob ein- oder ausgeatmet wird. Viele Haltungen aus diesen drei Flows werden auch in den Workouts trainiert. Bei den Übungen ab Seite 15 findest du eine ausführliche Beschreibung der einzelnen Positionen. Wenn du dir also beim Durchlesen der Flows die eine oder andere Übung nochmals im Detail ansehen möchtest, findest du die ausführliche Beschreibung über den Seitenverweis. Die Flows kannst du über die Videos in Echtzeit mittrainieren. Für jeden Flow gibt es einen QR-Code. Diesen findest du sowohl hier im Booklet als auch auf den Trainingskarten.

Nach dem Üben: eine Portion Entspannung

Die Entspannung wird in der Regel in der Rückenlage ausgeführt. Solltest du das Liegen auf dem Boden als unangenehm empfinden, lege dir ein Kissen unter den Kopf und eines unter die Kniekehlen, um die Rückenlage angenehm zu gestalten. Wenn das nicht hilft, dann finde eine bequeme Sitzposition für die Ruhephase. Richte dich bei der Länge der Entspannung nach der Länge des Workouts. Tendenziell gilt: Bleibe besser etwas länger in der Entspannung als zu kurz.

Kurze Workouts	10–25 Minuten Workout	3 Minuten Entspannung
Mittellange Workouts	25–35 Minuten Workout	5 Minuten Entspannung
Lange Workouts	35+ Minuten Workout	7 Minuten Entspannung

Entspannte Rückenlage

Lege dich entspannt auf den Rücken. Die Arme sind seitlich vom Körper mit den Handflächen nach oben abgelegt. Lasse die Beine entspannt und unterlege sie gegebenenfalls mit einem gerollten Handtuch oder einem Kissen. Lasse die Füße leicht nach außen fallen. Schließe die Augen und lasse dich mit jedem Atemzug etwas mehr in deine Matte hineinsinken.

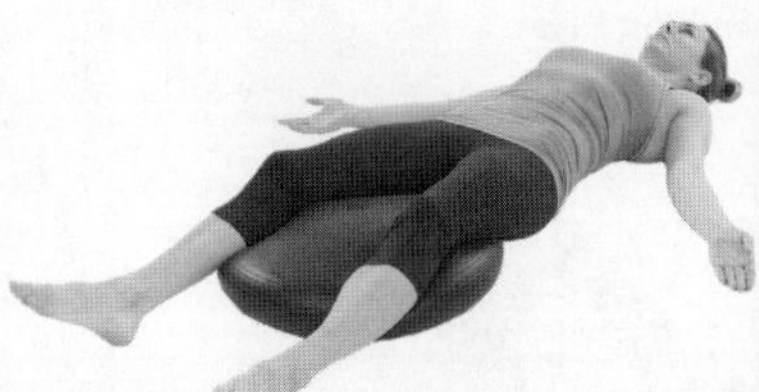

2 Die Übungen

Übungen im Stehen

Baum

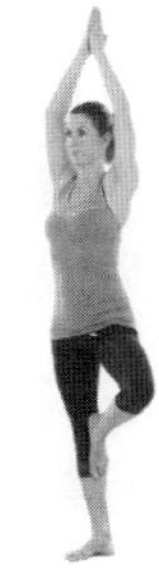

Im aufrechten Stand beginnen und das Gewicht auf das rechte Bein verlagern. Die linke Fußspitze aufstellen und das Knie nach außen drehen, sodass sich die Hüfte öffnet. Die Fußspitze langsam vom Boden lösen und den Fuß mit der Fußsohle an die rechte Oberschenkelinnenseite anlegen. Fuß und Oberschenkel drücken gegeneinander, um Stabilität aufzubauen. Die Arme über die Seite nach oben führen und die Handflächen über dem Kopf aneinanderlegen. Die Position halten.

Schulterzirkel mit Yogagurt

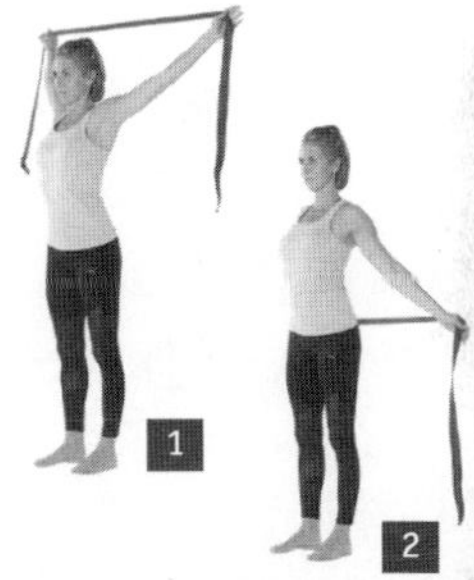

1. Im aufrechten Stand die Füße hüftbreit öffnen. Einen Yogagurt oder Ähnliches mindestens schulterbreit fassen, sodass der Gurt gespannt ist. Mit dem Einatmen die Arme über den Kopf anheben.
2. Beim Ausatmen die Arme fließend nach hinten und unten absenken. Mit dem nächsten Einatmen die Arme auf gleichem Weg wieder nach oben und mit dem Ausatmen nach vorn führen. Die Übung wiederholen.

Stehender Halbmond

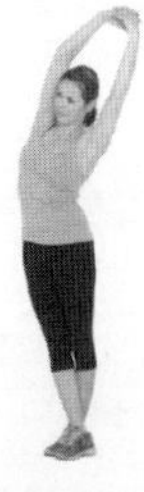

Im aufrechten Stand den linken Fuß vor dem rechten überkreuzen. Beide Arme über die Seiten nach oben führen und die Hände ineinander verschränken. Oberkörper und Arme zur rechten Seite neigen, sodass die gesamte linke Körperaußenseite in die Länge gezogen wird. Die Position halten und anschließend auf die andere Seite wechseln.

Adler

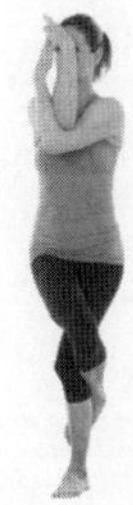

In einem hüftbreiten, aufrechten Stand beginnen. Das rechte Bein anheben und das linke Bein leicht anwinkeln. Das rechte Bein um das linke Bein herumschlingen, sodass der rechte Oberschenkel über dem linken kreuzt. Den rechten Arm über den linken Arm legen und die Unterarme verschränken. Die Handflächen berühren sich. Die Ellenbogen befinden sich dabei auf Höhe der Schultern und die Hände auf Gesichtshöhe. Die Position halten und anschließend auf die andere Seite wechseln.

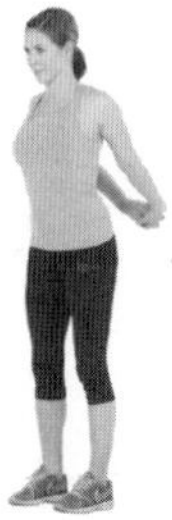

Stehender Herzöffner

Im aufrechten, hüftbreiten Stand die Hände hinter dem Rücken greifen. Die Finger ineinander verschränken. Die Schulterblätter aktiv nach hinten unten und zusammenziehen. Die Arme nach hinten strecken und nach oben anheben. Das Brustbein dabei nach vorn oben anheben. Die Schultern ziehen weiterhin nach hinten und zueinander. Das Gesäß leicht anspannen, um das Becken in einer stabilen Position zu halten. Die Dehnung über den Brustmuskel und die Arminnenseiten spüren.

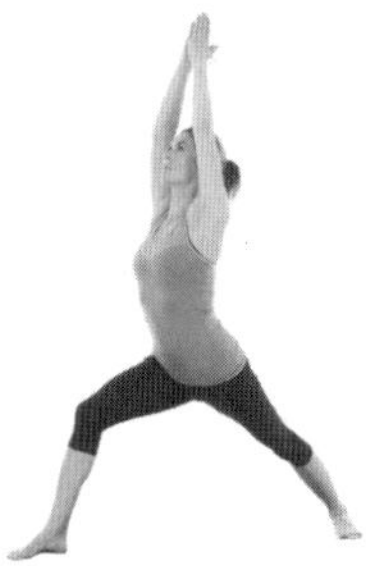

Krieger 1

In einem aufrechten, hüftbreiten Stand beginnen. Mit dem linken Fuß einen großen Schritt nach hinten steigen und den linken Fuß dabei um 45 Grad nach links ausgedreht platzieren. Die gesamte Fußsohle behält den Kontakt zur Matte. Die Fußstellung bleibt hüftbreit. Das rechte Knie um 90 Grad beugen, sodass das vordere Knie über dem Sprunggelenk steht. Beide Hüftknochen zeigen nach vorn. Mit dem Einatmen die Arme über die Seite nach oben führen und die Handflächen aneinanderlegen. Das Brustbein bewusst anheben und die Schultern von den Ohren wegbewegen. Die Position halten und anschließend in den aufrechten Stand zurückkehren.

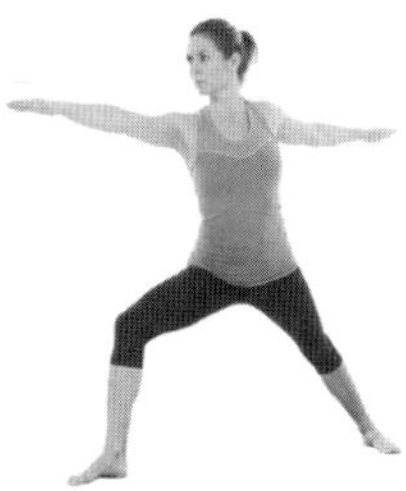

Krieger 2

In einem aufrechten, hüftbreiten Stand beginnen. Mit dem linken Fuß einen großen Schritt nach hinten steigen und den linken Fuß dabei um 90 Grad nach links ausgedreht platzieren. Die gesamte Fußsohle behält den Kontakt zur Matte. Das rechte Knie beugen und bis über das Sprunggelenk nach vorn in Richtung Fuß schieben. Bei diesem großen Ausfallschritt darf der Oberschenkel parallel zum Boden ausgerichtet sein. Die Fußstellung bleibt hüftbreit. Den Oberkörper zur offenen linken Seite drehen, beide Hüftknochen zeigen zur Seite, sodass sich die Hüfte öffnet. Die Arme auf Schulterhöhe ausstrecken, sodass der rechte Arm über den vorderen Oberschenkel hinauszieht, den Blick ebenfalls in diese Richtung wenden. Die Wirbelsäule aufrichten.

Gestreckter seitlicher Winkel

In einem aufrechten, hüftbreiten Stand beginnen. Mit dem linken Fuß einen großen Schritt nach hinten steigen und den linken Fuß dabei um 90 Grad nach links ausgedreht platzieren. Die gesamte Fußsohle behält den Kontakt zur Matte. Das rechte Knie beugen und bis über das Sprunggelenk nach vorn in Richtung Fuß schieben. Den Oberkörper zum rechten Bein absenken und die rechte Hand an der Außenseite des rechten Fußes platzieren. Mit dem Einatmen den linken Arm am Körper entlang nach vorn und oben führen, bis sich der Arm neben dem linken Ohr befindet. Den Oberkörper dabei zur Seite aufdrehen. Den Blick nach oben richten. Die Position halten. Über die Position Krieger 2 (siehe vorherige Übung) den Oberkörper aufrichten und wieder in den aufrechten Stand zurückkommen. Die Übung zur anderen Seite wiederholen.

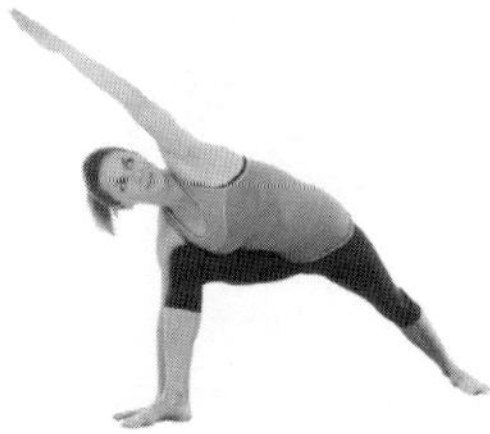

Dreieck

In einem aufrechten, hüftbreiten Stand beginnen. Mit dem linken Fuß einen Schritt nach hinten steigen und den linken Fuß dabei um 90 Grad nach links ausgedreht platzieren. Die gesamte Fußsohle behält den Kontakt zur Matte. Die Hüfte dreht sich zur Seite mit. Beide Beine bleiben gestreckt und die Oberschenkelmuskulatur aktiv. Mit dem Einatmen die Arme auf Schulterhöhe seitlich ausstrecken und den Oberkörper bewusst aufrichten. Mit dem Ausatmen den Oberkörper zur rechten Seite neigen, bis die rechte Hand auf dem Schienbein, dem Sprunggelenk oder dem Boden ankommt. Beide Beine bleiben gestreckt. Die Arme bilden eine gerade Linie. Den Oberkörper nach oben aufdrehen und den Blick nach oben richten.

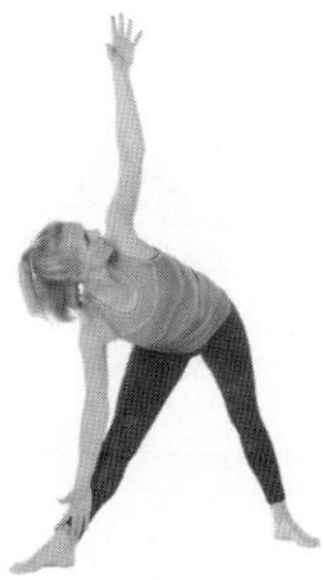

Tipp: Stütze die untere Hand auf einen Yogablock, wenn du das Gefühl hast, die Position nicht entspannt halten zu können.

Stehende Vorbeuge

Im aufrechten, hüftbreiten Stand das Gewicht auf beide Füße gleichmäßig verteilen. Die Wirbelsäule strecken. Das Kinn zum Brustbein ziehen und den Oberkörper Wirbel für Wirbel langsam nach unten abrollen, bis die Fingerspitzen oder die Hände an den Fußspitzen ankommen. Die Beine bleiben, wenn möglich, gestreckt, um eine intensive Dehnung auf der gesamten Körperrückseite zu spüren. Den Nacken entspannen.

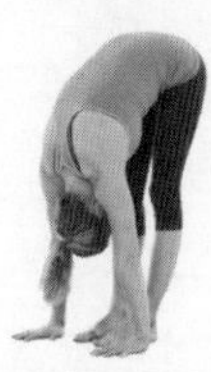

Grätsche mit Vorbeuge

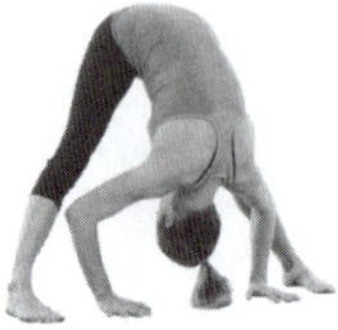

Die Füße mindestens doppelt schulterbreit öffnen und dabei parallel zum vorderen und hinteren Mattenrand ausrichten. Mit dem Einatmen die Wirbelsäule aufrichten und die Hände kurz an die Hüften legen. Mit dem Ausatmen den Oberkörper aus den Hüften nach vorn absenken. Die Hände zwischen den Füßen platzieren. Oberkörper und Nacken bleiben entspannt. Die Position halten und mit langer Wirbelsäule wieder aufrichten.

Gedrehter seitlicher Winkel

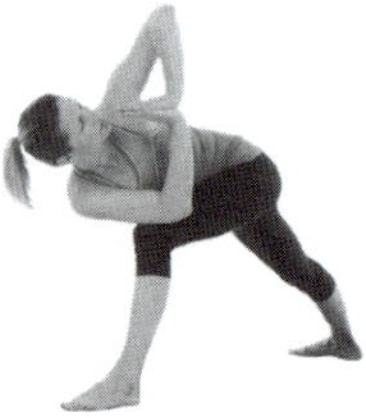

In einem aufrechten, hüftbreiten Stand beginnen. Mit dem rechten Fuß einen großen Schritt nach hinten steigen und den rechten Fuß dabei um 45 Grad nach rechts ausgedreht platzieren. Die gesamte Fußsohle behält den Kontakt zur Matte. Das linke Knie beugen, bis es um 90 Grad angewinkelt ist, und den Oberkörper zum vorderen linken Bein absenken. Dabei gern das hintere Knie kurz absetzen, um das Gleichgewicht besser halten zu können. Den rechten Oberarm über den linken Oberschenkel legen und die Handflächen vor dem Herz aneinanderlegen. Der Oberkörper dreht dabei zur linken Seite auf. Den Blick nach oben richten. Die Position halten. Anschließend die Hände lösen und neben dem vorderen Fuß abstellen, dann den Oberkörper kontrolliert aufrichten.

Gedrehtes Dreieck

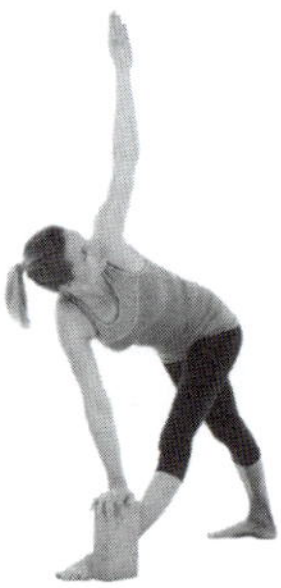

In einem aufrechten, hüftbreiten Stand beginnen. Mit dem rechten Fuß einen Schritt nach hinten steigen und den rechten Fuß dabei um 45 Grad nach rechts ausgedreht platzieren. Die gesamte Fußsohle behält den Kontakt zur Matte. Beide Hüftknochen zeigen nach vorn. Mit dem Einatmen die Wirbelsäule aufrichten und die Arme seitlich auf Schulterhöhe anheben. Mit dem Ausatmen den Oberkörper nach vorn absenken und nach links drehen. Die rechte Hand an der Außenseite des linken Fußes platzieren oder alternativ auf dem Sprunggelenk, Schienbein oder einem Yogablock aufstützen. Den linken Arm nach oben strecken und den Oberkörper nach links aufdrehen. Kopf und Blick zur linken Hand richten. Die Position halten und mit langer Wirbelsäule wieder aufrichten.

Pyramide

1. In einem aufrechten, hüftbreiten Stand beginnen. Den linken Fuß einen Schritt nach hinten platzieren und den Fuß dabei um 45 Grad nach außen drehen. Die Fußstellung bleibt hüftbreit. Die Arme hinter dem Körper verschränken, sodass die Hände den entgegengesetzten Ellenbogen greifen. Mit dem Einatmen die Wirbelsäule bewusst aufrichten.
2. Beim Ausatmen den Oberkörper mit langer Wirbelsäule nach vorn absenken. Die Nasenspitze zieht in Richtung Schienbein. Den Nacken entspannen. Die Position halten und anschließend mit langer Wirbelsäule wieder aufrichten.

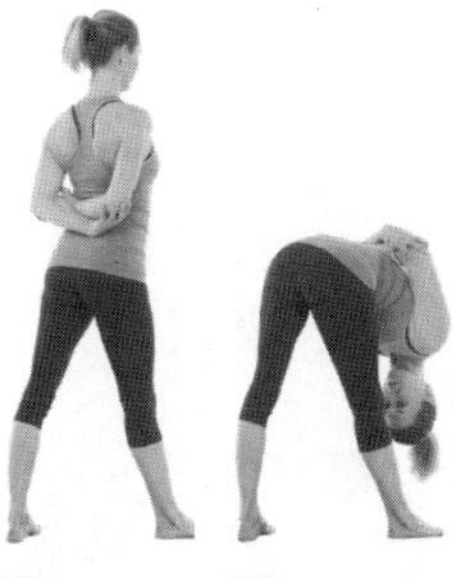

1 2

Tiefe Hocke

Im aufrechten Stand die Füße etwas weiter als schulterbreit öffnen und um etwa 45 Grad nach außen richten. Die Knie beugen und das Gesäß in Richtung Boden absenken, die Knie schieben dabei nach außen. Die Ellenbogen an die Innenseite der Knie anlegen. Die Handflächen vor dem Brustbein zusammenführen und mit leichtem Druck nach außen die Knie auseinanderschieben. Den Oberkörper dabei aufrichten. Den Blick nach vorn richten.

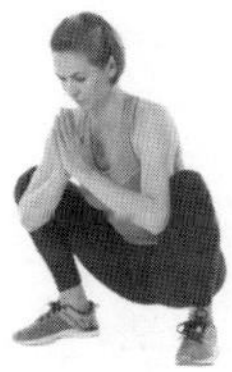

Übungen aus dem Knie- oder Vierfüßlerstand

Kindposition

Aus dem Fersensitz den Oberkörper nach vorn neigen. Die Stirn auf dem Boden ablegen. Die Arme befinden sich seitlich am Körper. Die Position halten.

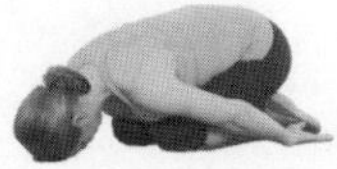

Tipp: Sollte die Position unbequem sein, können die Hände übereinandergelegt und unter der Stirn platzieren werden.

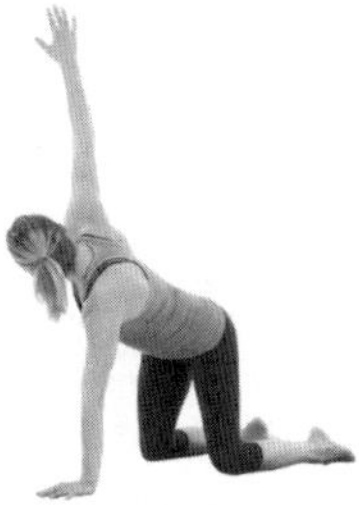

1

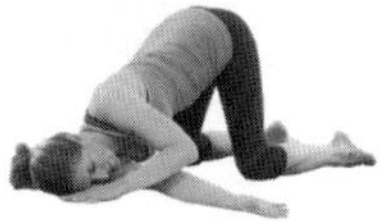

2

Elefant durchs Nadelöhr

1. Im Vierfüßlerstand die Hände unter den Schultern platzieren. Die Wirbelsäule ist gestreckt und stabil. Den Blick nach unten auf die Matte richten. Die rechte Hand vom Boden lösen und den Arm gestreckt nach oben führen. Der Blick folgt der Hand. Während dieser Bewegung einatmen.
2. Den rechten Arm über den gleichen Weg nach unten führen und in einer fließenden Bewegung unter dem linken Arm durchtauchen, bis das rechte Schulterblatt und die Schläfe den Boden berühren. Während dieser Bewegung ausatmen. Mit dem nächsten Einatmen den Arm wieder nach oben führen.

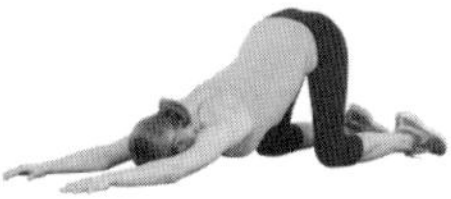

Kniender Herzöffner

Im Vierfüßlerstand die Hände unter den Schultern platzieren. Die Knie sind hüftbreit geöffnet. Die Wirbelsäule ist gestreckt und stabil. Den Blick nach unten auf die Matte richten. Die Hände weiter nach vorn setzen, die Arme strecken und den Brustkorb nach unten absenken. Die Stirn ablegen. Das Gesäß bleibt über den Knien ausgerichtet.

Tipp: Ein Kissen unter die Stirn legen, wenn die Stirn den Boden nicht berührt.

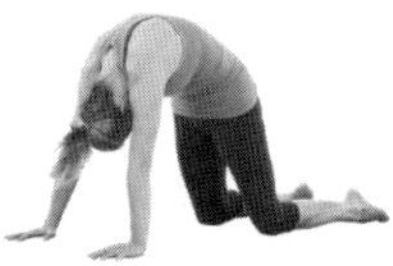

1

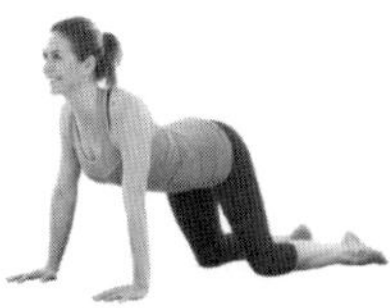

2

Katze – Kuh

1. Im Vierfüßlerstand die Hände unter den Schultern platzieren. Die Knie sind hüftbreit geöffnet. Die Wirbelsäule ist gestreckt und stabil. Den Blick nach unten auf die Matte richten. Den Rücken nach oben runden. Dabei das Kinn zum Brustbein heranziehen, mit den Händen kräftig in die Matte schieben. Den Bauchnabel weit nach oben ziehen. Das Becken einrollen, sodass die Sitzbeinhöcker zum Boden zeigen.
2. Die Wirbelsäule in ein sanftes Hohlkreuz strecken. Den Blick nach vorn oben richten. Die Schulterblätter im Rücken aktiv zusammenziehen, um das Brustbein nach vorn oben anzuheben. Der Bauchnabel sinkt nach unten in Richtung Matte. Das Becken nach vorn kippen, sodass die Sitzbeinhöcker nach oben zeigen. In die Ausgangsposition zurückkehren und die Übung wiederholen.

Herabschauender Hund

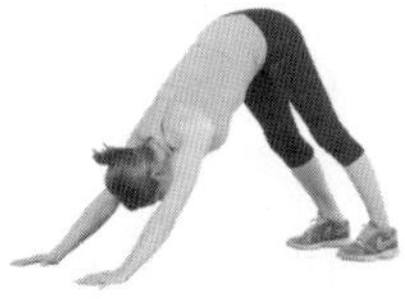

Im Vierfüßlerstand die Hände unter den Schultern platzieren. Die Knie hüftbreit öffnen. Die Wirbelsäule ist gestreckt und stabil. Den Blick nach unten richten. Die Zehen aufstellen. Die Knie von der Matte lösen und das Gesäß nach hinten und oben anheben, sodass Oberkörper und Beine ein umgedrehtes V bilden. Die Fersen schieben nach unten und außen. Die Beine strecken und die Sitzbeinhöcker nach oben schieben. Der Rücken ist lang, das Brustbein in Richtung Knie schieben. Den Nacken entspannen.

Herab- und hinaufschauender Hund im Flow

1. Im Vierfüßlerstand die Hände unter den Schultern platzieren. Die Knie hüftbreit öffnen. Die Wirbelsäule ist gestreckt und stabil. Den Blick nach unten richten. Die Zehen aufstellen. Die Knie von der Matte lösen und das Gesäß nach hinten und oben anheben, sodass Oberkörper und Beine ein umgedrehtes V bilden. Die Fersen schieben nach unten und außen. Die Beine strecken und die Sitzbeinhöcker nach oben schieben. Der Rücken ist lang, das Brustbein in Richtung Knie schieben.

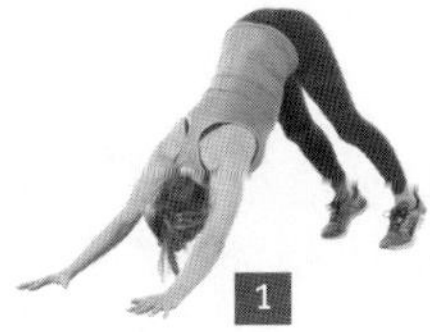

1

2. Die Ellenbogen beugen und das Brustbein bis knapp über den Boden absenken, damit wie nach unten zur Matte tauchen. Die Arme wieder strecken, dabei das Brustbein wieder heben und mit dem Oberkörper nach vorn oben auftauchen. In der Endposition heben sich Brustbein und Blick sanft nach oben, das Becken sinkt nach unten und schwebt über dem Boden. Der Körper bildet einen großen, weiten Bogen, bei dem die komplette Körpervorderseite gestreckt ist. Die Schultern von den Ohren wegbewegen. In dieser Position einatmen. Mit dem Ausatmen das Gesäß wieder in Richtung Decke in den herabschauenden Hund schieben. Während des Wechsels von einer in die andere Position bleiben Hände und Füße immer an der gleichen Stelle.

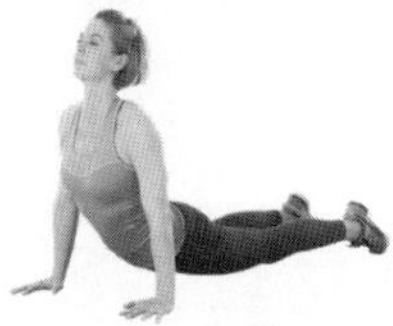

2

Kamel

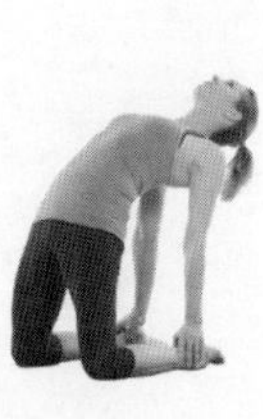

Im Fersensitz beide Hände hinter den Füßen aufstellen. Das Gesäß anheben und Becken und Brustbein nach vorn oben schieben, um die gesamte Körpervorderseite zu strecken. Die Hände auf den Fersen platzieren. Den Blick nach oben richten oder das Kinn zum Brustbein heranziehen. Die Position halten. Anschließend die Hände wieder absetzen und das Gesäß auf die Fersen absenken.

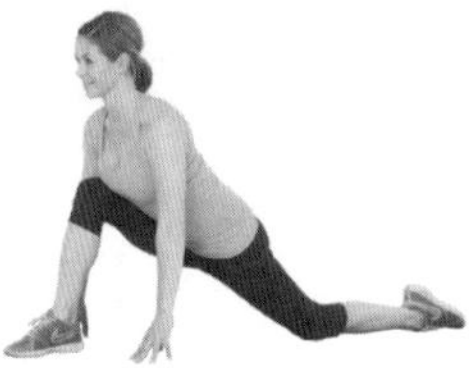

Tiefer Sprinter

Im Kniestand beginnen. Den rechten Fuß weit nach vorn setzen. Das hintere Knie bleibt zunächst unterhalb der Hüfte. Die Wirbelsäule ist aufrecht. Dann das Gewicht und das Becken weiter nach vorn schieben. Die Hüfte bewegt sich dabei vor das stützende Knie, das Knie des aufgestellten Beins befindet sich in der Endposition optimalerweise über der Ferse des vorn aufgestellten Fußes oder bleibt sogar hinter dem Fuß, wenn der vordere Fuß noch weiter vorn platziert wird. Die Dehnung auf der linken Oberschenkelvorderseite ist spürbar und wird noch intensiver, wenn die Gesäßmuskulatur aktiviert und der Oberkörper nach vorn aufgerichtet wird.

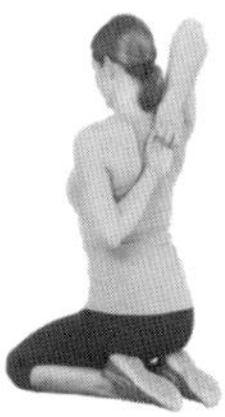

Kuhgesicht im Fersensitz

In einem aufrechten Fersensitz beginnen. Den rechten Arm über die Seite anheben und den linken Arm hinter dem Rücken in Richtung Schulterblätter bewegen. Die Hände ineinander verschränken. Der Oberkörper bleibt aufrecht. Die Position halten.

Tipps

- Wer den Fersensitz als unangenehm empfindet, kann die Übung auch im Stehen oder im Schneidersitz ausführen.
- Gegebenenfalls ein Handtuch oder einen Yogagurt nutzen, wenn die Hände hinter dem Rücken noch nicht zueinanderfinden.

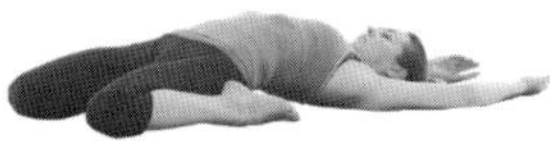

Sattel

Im Fersensitz die Füße so weit öffnen, dass das Gesäß zwischen den Fersen abgesetzt werden kann. Die Hände hinter dem Gesäß aufstellen und dabei den Oberkörper nach hinten lehnen. Langsam die Unterarme auf dem Boden ablegen. Den Oberkörper weiter nach unten absenken. Wenn der Oberkörper den Boden berührt, die Arme in Verlängerung des Kopfes nach oben strecken. Die Position halten. Um aus der Position herauszukommen, die Arme wieder seitlich des Körpers platzieren und über Druck in die Unterarme langsam aufrichten.

Übungen aus der Bauchlage

Kobra

In der Bauchlage die Hände unterhalb der Schultern platzieren. Die Schulterblätter nach hinten zusammenziehen und den Oberkörper leicht anheben. Die Schulterblätter bewusst im Rücken zusammenziehen. Den Oberkörper dabei weiter aufrichten. Die Schultern aktiv von den Ohren wegbewegen. Die Matte mit den Händen gefühlt nach hinten wegschieben, sodass sich das Brustbein mehr nach vorn anhebt. Den Blick nach vorn richten. Die Position halten.

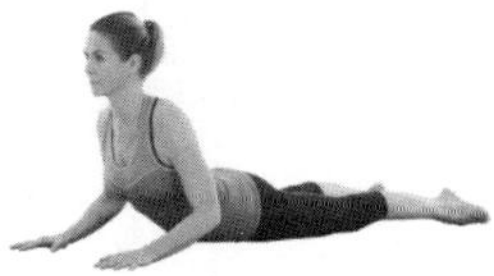

Heuschrecke

In der Bauchlage die Stirn ablegen. Die Arme seitlich am Körper platzieren. Beide Knie beugen, sodass sich die Fersen in Richtung Gesäß bewegen. Mit den Händen die Fußrücken umfassen. Mit den Fußrücken in die Hände schieben, sodass sich der Oberkörper und die Oberschenkel heben. Die gesamte Körpervorderseite wird gedehnt und öffnet sich. Die Position halten.

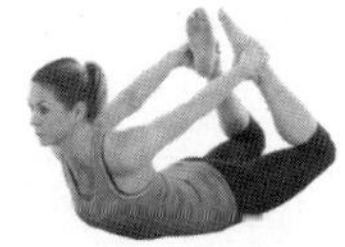

Übungen aus dem Sitz

Beckenschaukel mit erhöhtem Sitz

1. Im Schneidersitz auf ein Kissen setzen. Die Beine vor dem Kissen überkreuzen. Die Knie fallen entspannt nach außen und unten. Mit den Händen sanft die Knie umfassen. Die Wirbelsäule bewusst aufrichten.
2. Mit dem Ausatmen die Wirbelsäule nach hinten runden, sodass der Oberkörper in eine C-Form kommt. Mit dem Einatmen wieder aufrichten und die Übung dynamisch wiederholen.

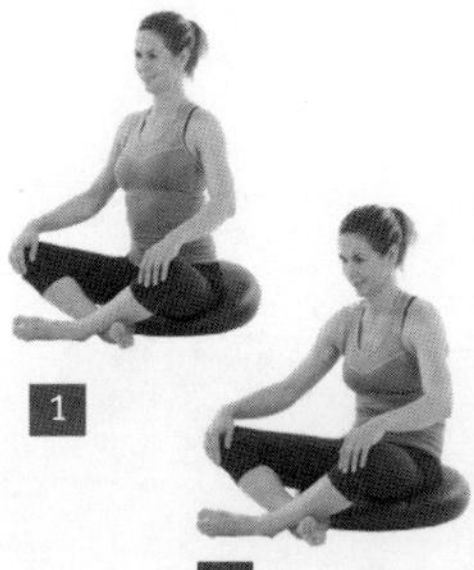

1 2

Schmetterling

Im Sitzen die Fußsohlen vor dem Körper aneinanderlegen. Die Füße mit beiden Händen greifen und die Wirbelsäule bewusst aufrichten. Die Hüften entspannen, die Knie sinken nach außen und unten. Den Oberkörper aus der Hüfte nach vorn neigen. Die Schultern bleiben entspannt. Den Kopf locker nach unten sinken lassen. Sanft mit den Händen an den Füßen nach vorn ziehen. Die Position halten.

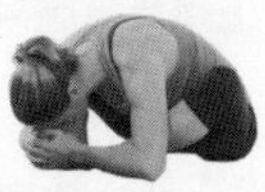

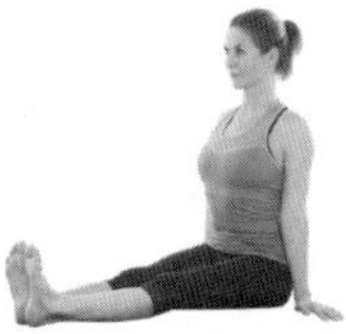

Stockhaltung

Im aufrechten Sitz die Beine strecken. Die Füße heranziehen, sodass die Fußspitzen nach oben zeigen. Mit gestreckten Armen die Handflächen eng am Körper auf dem Boden aufsetzen. Die Wirbelsäule bewusst aufrichten und die Fersen nach vorn schieben. Die Position halten.

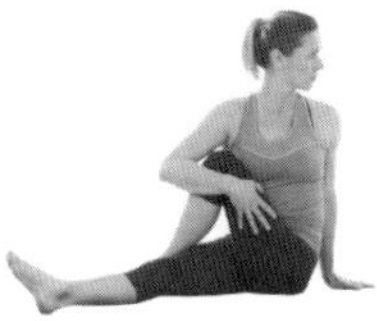

Drehsitz

Im aufrechten Sitz das rechte Bein nach vorn strecken. Das linke Bein über des rechte kreuzen, den linken Fuß an der Außenseite des rechten Knies aufsetzen. Das linke Bein mit dem rechten Arm umfassen. Die Wirbelsäule aufrichten und dabei den Oberkörper zur linken Seite drehen und über die linke Schulter blicken. Die Position halten.

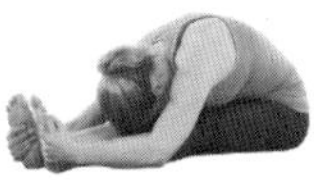

Sitzende Vorbeuge

Im aufrechten Sitz die Beine strecken. Die Fersen nach vorn schieben und die Füße heranziehen. Den Scheitel nach oben schieben. Dann den Oberkörper aus der Hüfte nach vorn neigen. Mit den Händen die Füße oder Sprunggelenke umgreifen und den Oberkörper sanft nach unten ziehen. Die Position halten.

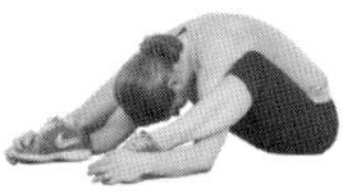

Schildkröte

Im aufrechten Sitz die Knie anwinkeln und die Füße aufstellen. Die Knie leicht nach außen sinken lassen. Den Oberkörper nach vorn neigen. Die Arme von innen an den Oberschenkeln vorbei nach vorn schieben und mit den Händen die Sprunggelenke von außen greifen, den Oberkörper sanft nach vorn und unten ziehen. Den Kopf entspannt zwischen den Beinen nach unten absenken. Die Position halten.

1

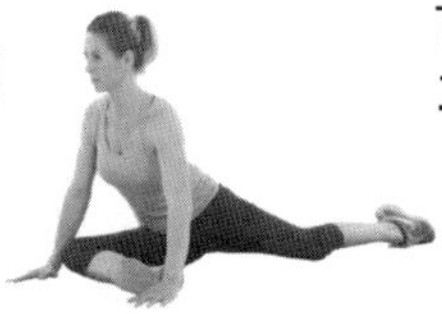

2

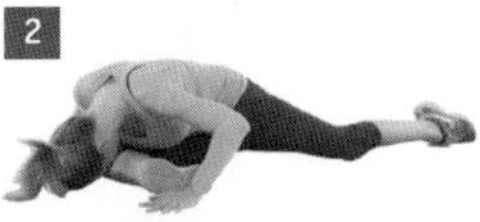

Taube

1. Im aufrechten Sitz das rechte Bein vor dem Körper im 90-Grad-Winkel beugen, das Knie zeigt dabei zur rechten Seite und die Oberschenkelaußenseite liegt auf dem Boden auf. Das linke Bein nach hinten strecken. Den Fußrücken flach auf dem Boden ablegen, die Fußspitze zeigt nach innen.
2. Den Oberkörper über das vordere Bein ablegen. Auf den Händen oder Unterarmen abstützen und den Kopf entspannt ablegen. Die Dehnung ist auf der rechten Gesäßseite zu spüren.

Tipp: Je größer der Winkel im vorderen angewinkelten Knie ist, desto intensiver ist die Dehnung im Gesäß zu spüren. Bei Knieproblemen den Winkel klein halten.

Übungen aus der Rückenlage

Brücke

In der Rückenlage die Füße zum Gesäß heranstellen. Die Fußspitzen zeigen nach vorn. Die Knie hüftbreit öffnen. Die Arme seitlich am Körper ablegen. Das Becken nach oben anheben und mit den Händen die Sprunggelenke umfassen. Den hüftbreiten Abstand zwischen den Knien beibehalten. Den Kopf entspannt auf der Matte liegen lassen. Die Position halten. Anschließend die Hände lösen und die Wirbelsäule Wirbel für Wirbel auf die Matte abrollen.

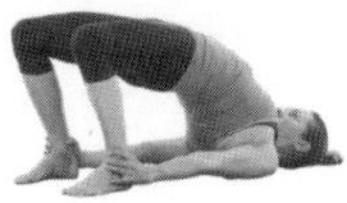

Schnürsenkel

In der Rückenlage die Füße zum Gesäß heranstellen. Den linken Fuß mit der Außenseite auf den rechten Oberschenkel auflegen, sodass das linke Knie nach außen zeigt. Mit beiden Händen den rechten Oberschenkel greifen und zum Oberkörper heranziehen. Kopf und Schultern bleiben entspannt auf der Matte liegen. Die Dehnung ist in der linken Gesäßseite zu spüren. Das rechte Bein etwas nach rechts ziehen, um die Dehnung zu intensivieren.

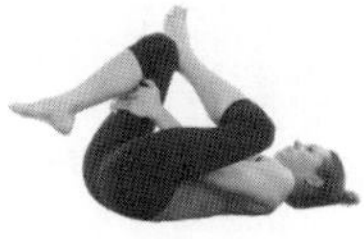

Krokodil

1. Auf die rechte Körperseite legen. Den Kopf ablegen und die Arme auf Schulterhöhe vor dem Körper ausstrecken. Die Handflächen aufeinanderlegen. Die Hüften und die Knie jeweils um 90 Grad anwinkeln. Die Beine liegen direkt übereinander.
2. Mit dem Einatmen den oberen Arm gestreckt anheben und in einer großen Halbkreisbewegung zur linken Seite ziehen. Der gesamte Oberkörper dreht sich dabei zur linken Seite auf. Beide Schulterblätter liegen in der Endposition auf der Matte. Der Armbewegung mit dem Blick folgen. Die Position halten.

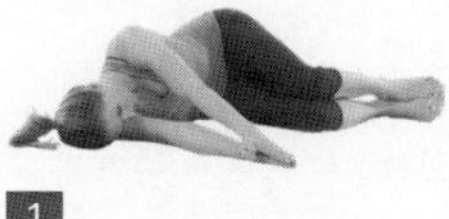

1

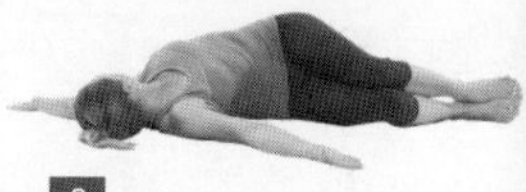

2

Tipp: Es bietet sich an, diese Übung auch dynamisch auszuführen. Mit dem Einatmen den Arm zur Seite öffnen, mit dem Ausatmen wieder in die Seitenlage zurückkehren und die Handflächen aufeinanderlegen.

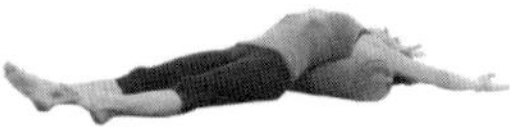

Herzöffner im Liegen

Im Sitzen beide Beine anwinkeln. Mit circa einer Unterarmlänge Abstand zum Gesäß auf Höhe des oberen Rückens ein Kissen oder Ähnliches auf dem Boden platzieren. Den Oberkörper langsam nach hinten absenken, sodass sich das Kissen unterhalb der Brustwirbelsäule befindet. Den Kopf nach hinten absenken, bis der Hinterkopf auf dem Boden oder einer zweiten Unterlage aufliegt. Die Beine strecken. Die Arme seitlich in Richtung Kopf ausstrecken, sodass sich der Körper von den Füßen bis zu den Händen in einer langen Linie befindet. Den gesamten Körper entspannen. In der Position bleiben.

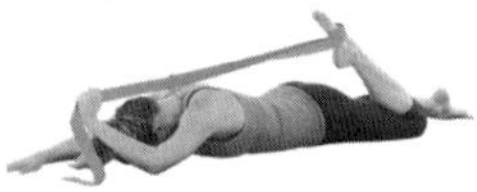

1

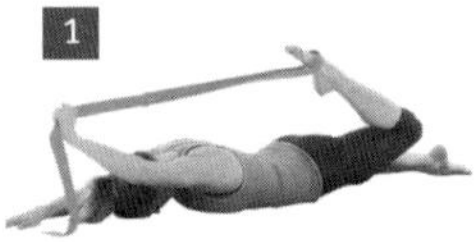

2

Oberschenkeldehnung mit Yogagurt

1. Eine Schlaufe in den Yogagurt binden. In der Bauchlage das linke Knie anwinkeln und die Schlaufe um den linken Vorderfuß legen. Den Gurt mit der linken Hand halten.
2. Mithilfe des Gurts sanft die Ferse des linken Fußes weiter in Richtung Gesäß ziehen. Dabei darf sich der linke Oberschenkel vom Boden lösen. Die Oberschenkel bleiben jedoch parallel zueinander, der Oberkörper darf entspannt bleiben. Die Position halten und anschließend auf die andere Seite wechseln.

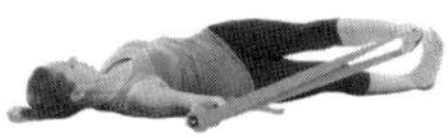

Abduktorendehnung mit Yogagurt

Eine Schlaufe in den Yogagurt binden und diese um den linken Fuß legen. Auf den Rücken legen und den Gurt am anderen Ende mit der rechten Hand fassen. Das linke Bein mithilfe des Gurtes anheben und diagonal zur rechten Körperseite ziehen. Das Bein bleibt dabei gestreckt. Der gesamte Oberkörper bleibt auf der Matte liegen. Die Position halten und anschließend auf der anderen Seite wiederholen.

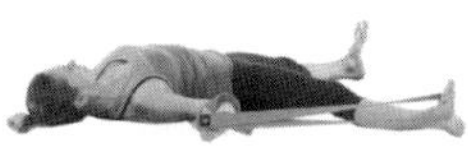

Adduktorendehnung mit Yogagurt

Eine Schlaufe in den Yogagurt binden und diese um den rechten Fuß legen. Den Gurt am anderen Ende mit der rechten Hand fassen. Das rechte Bein mithilfe des Gurtes so weit wie möglich zur rechten Seite abspreizen. Das Bein bleibt dabei gestreckt. Der gesamte Oberkörper und das Becken bleiben auf der Matte liegen. Die Position halten und anschließend auf der anderen Seite wiederholen.

Unterstützter Pflug

In der Rückenlage die Füße aufstellen. Die Arme seitlich am Körper ablegen. Das Gesäß anheben und ein Kissen oder eine zusammengerollte Decke unter dem Gesäß platzieren. Das Gesäß wieder absenken. Die Knie umfassen und zum Oberkörper heranziehen. Die Beine strecken und, so weit wie möglich und angenehm, zum Oberkörper absenken. Die Position halten. Anschließend die Knie wieder beugen und die Füße langsam auf dem Boden absetzen.

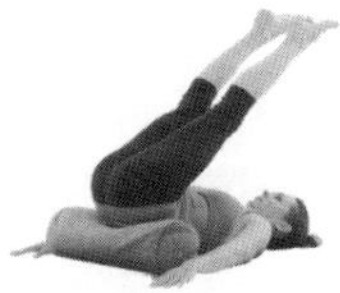

Schulterstand

In der Rückenlage die Füße aufstellen. Die Arme seitlich am Körper ablegen. Die Füße vom Boden lösen und mit etwas Schwung die Beine, das Gesäß und den unteren Rücken in die Luft heben. Die Hände am unteren Rücken platzieren und damit den Rücken stützen, die Oberarme und Ellenbogen stabilisieren die Position vom Boden aus. Die Beine lang nach oben strecken. Die Position halten. Anschließend die Knie beugen, die Hände lösen und langsam Wirbel für Wirbel auf die Matte abrollen.

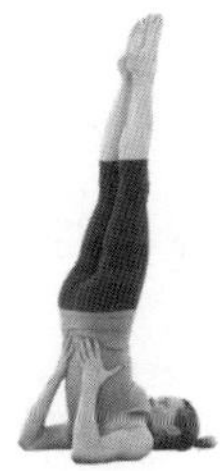

Handstand

Im Vierfüßlerstand vor eine freie Wand knien. Der Scheitel zeigt zur Wand. Die Knie vom Boden lösen und mit den Füßen so weit wie möglich zu den Händen in Richtung Wand laufen. Einen Fuß vom Boden lösen und das Bein gestreckt nach oben schwingen. Mit dem anderen Bein vom Boden abdrücken und es hinterher nach oben ziehen. Beide Füße an der Wand anlehnen. Den Boden mit beiden Händen aktiv nach unten wegdrücken.

Tipp: Wer sich sicher fühlt und den Schwierigkeitsgrad erhöhen möchte, kann den Handstand auch ohne Wand üben.

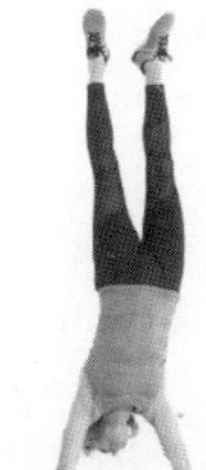

Yogaflows

Sonnengruß A

1. Einatmen: Im aufrechten hüftbreiten Stand beginnen. Die Arme befinden sich seitlich am Körper. Von hier aus die Arme über die Seite gestreckt nach oben führen.
2. Ausatmen: Die Handflächen aneinanderlegen und vor der Körpermitte bis auf Brustbeinhöhe absenken.
3. Einatmen: Die Arme über vorn nach oben anheben. Dabei liegen die Handflächen aneinander. Den gesamten Körper in die Länge strecken und leicht nach hinten neigen.
4. Ausatmen: Den Oberkörper nach vorn absenken, bis die Handflächen den Boden neben den Füßen berühren (stehende Vorbeuge, Seite 17).
5. Einatmen: Den Blick zum vorderen Mattenrand richten. Den Oberkörper strecken und anheben. Die Knie dürfen leicht gebeugt sein. Die Fingerspitzen – wenn möglich auch die Hände – bleiben dabei auf dem Boden.
6. Ausatmen: Mit beiden Füßen zwei große Schritte nach hinten steigen, um in die Liegestützposition zu kommen. Die Ellenbogen beugen und den Oberkörper zwischen den Armen absenken. Der gesamte Körper bleibt dabei gestreckt. Auf dem Boden ablegen.
7. Einatmen: Die Hände direkt unter den Schultern platzieren. Mit den Händen fest in den Boden drücken, die Arme strecken und den Oberkörper dabei nach vorn oben aufrichten, sodass die komplette Körpervorderseite gedehnt ist. Die Schultern bewusst nach hinten und unten ziehen. Den Blick nach vorn richten. Einsteiger strecken die Arme nicht komplett durch (Kobra, Seite 23). Fortgeschrittene dürfen sich weiter aufrichten.
8. Ausatmen: Mit Kraft aus der Körpermitte das Gesäß nach hinten und oben schieben. Die Füße nacheinander aufstellen, sodass die Fußspitzen nach vorn zeigen und hüftbreit geöffnet sind. Die Wirbelsäule strecken und den Oberkörper zwischen den Armen in Richtung der Oberschenkel schieben. Die Position 5 Atemzüge halten (herabschauender Hund, Seite 21).
9. Einatmen: Mit zwei oder mehreren Schritten nach vorn zu den Händen laufen.. Den Oberkörper nach vorn in die Länge ziehen und die Knie leicht beugen. Die Hände bleiben dabei auf dem Boden.
10. Ausatmen: Den Oberkörper nach unten absenken, sodass die Hände den Boden neben den Füßen berühren. Die Stirn in Richtung der Schienbeine ziehen (stehende Vorbeuge, Seite 17).
11. Einatmen: Die Knie beugen und den Oberkörper mit langer Wirbelsäule aufrichten. Dabei die Arme über die Seite nach oben führen. Die Handflächen über dem Kopf aneinanderlegen. Die Beine strecken.

12. Ausatmen: Die aneinandergelegten Handflächen vor der Körpermitte bis auf Brustbeinhöhe absenken.

Hinweis: Den Flow wiederholen. Dabei beim Übergang in die Liegestützposition und beim Nach-vorn-Laufen mit dem jeweils anderen Fuß beginnen.

Sonnengruß B

Startposition: Die Füße entweder etwas schmaler als hüftbreit öffnen oder ganz schließen. Die Knie beugen und in die Blitzposition kommen. Die Arme nach vorn strecken und die Handflächen aneinanderlegen. Die Daumen zeigen nach oben. Die Wirbelsäule ist lang und gestreckt.

1. Einatmen: Die Arme über die Seite nach oben führen und die Handflächen wieder aneinanderlegen. Die Knie bleiben gebeugt.
2. Ausatmen: Die Hände öffnen und die Arme gestreckt über die Seite nach unten führen, bis die Handflächen seitlich der Füße den Boden berühren. Die Knie in der Endposition strecken (stehende Vorbeuge, Seite 17).
3. Einatmen: Den Blick zum vorderen Mattenrand richten. Den Oberkörper strecken und anheben, dabei die Knie leicht beugen. Die Hände bleiben auf dem Boden.
4. Ausatmen: Mit beiden Füßen zwei große Schritte nach hinten steigen, um in die Liegestützposition zu kommen. Die Ellenbogen beugen und den Oberkörper zwischen den Armen absenken. Der gesamte Körper bleibt dabei gestreckt. Auf dem Boden ablegen.
5. Einatmen: Die Hände sind direkt unter den Schultern platziert. Mit den Händen fest in den Boden drücken, die Arme strecken und den Oberkörper dabei nach vorn oben aufrichten, sodass die komplette Körpervorderseite gedehnt ist. Die Schultern bewusst nach hinten und unten ziehen. Den Blick nach vorn richten. Einsteiger strecken die Arme nicht komplett durch (Kobra, Seite 23). Fortgeschrittene dürfen sich weiter aufrichten.
6. Ausatmen: Mit Kraft aus der Körpermitte das Gesäß nach hinten und oben schieben. Die Füße nacheinander aufstellen, sodass die Fußspitzen nach vorn zeigen und hüftbreit geöffnet sind. Die Wirbelsäule strecken und den Oberkörper zwischen den Armen in Richtung der Oberschenkel schieben. Die Position 5 Atemzüge halten (herabschauender Hund, Seite 21).
7. Einatmen: Mit dem rechten Fuß nach vorn zwischen die Hände steigen. Das rechte Knie ist gebeugt. Den hinteren linken Fuß um 45 Grad gedreht aufsetzen. Das linke Bein ist gestreckt. Den Oberkörper aufrichten. Dabei die Arme über die Seite nach oben nehmen und die Handflächen über dem Kopf aneinanderlegen (Krieger 1, Seite 16).

8. Ausatmen: Die Hände wieder absetzen und mit dem rechten Fuß einen großen Schritt nach hinten steigen, um in die Liegestützposition zu kommen. Die Ellenbogen beugen und den Oberkörper zwischen den Armen absenken. Der gesamte Körper bleibt dabei gestreckt. Auf dem Boden ablegen.
9. Einatmen: Die Hände sind direkt unter den Schultern platziert. Mit den Händen fest in den Boden drücken, die Arme strecken und den Oberkörper dabei nach vorn oben aufrichten, sodass die komplette Körpervorderseite gedehnt ist. Die Schultern bewusst nach hinten und unten ziehen. Den Blick nach vorn richten. Einsteiger strecken die Arme nicht komplett durch (Kobra, Seite 23). Fortgeschrittene dürfen sich weiter aufrichten.
10. Ausatmen: Mit Kraft aus der Körpermitte das Gesäß nach hinten und oben schieben. Die Füße nacheinander aufstellen, sodass die Fußspitzen nach vorn zeigen und hüftbreit geöffnet sind. Die Wirbelsäule strecken und den Oberkörper zwischen den Armen in Richtung der Oberschenkel schieben (herabschauender Hund, Seite 21).
11. Einatmen: Mit dem linken Fuß nach vorn zwischen die Hände steigen. Das linke Knie ist gebeugt. Den hinteren rechten Fuß um 45 Grad gedreht aufsetzen. Das rechte Bein ist gestreckt. Den Oberkörper aufrichten. Dabei die Arme über die Seite nach oben nehmen und die Handflächen über dem Kopf aneinanderlegen (Krieger 1, Seite 16).
12. Ausatmen: Die Hände wieder absetzen und mit dem linken Fuß einen großen Schritt nach hinten steigen, um in die Liegestützposition zu kommen. Die Ellenbogen beugen und den Oberkörper zwischen den Armen absenken. Der gesamte Körper bleibt dabei gestreckt. Auf dem Boden ablegen.
13. Einatmen: Die Hände sind direkt unter den Schultern platziert. Mit den Händen fest in den Boden drücken, die Arme strecken und den Oberkörper dabei nach vorn oben aufrichten, sodass die komplette Körpervorderseite gedehnt ist. Die Schultern bewusst nach hinten und unten ziehen. Den Blick nach vorn richten. Einsteiger strecken die Arme nicht komplett durch (Kobra, Seite 23). Fortgeschrittene dürfen sich weiter aufrichten.
14. Ausatmen: Mit Kraft aus der Körpermitte das Gesäß nach hinten und oben schieben. Die Füße nacheinander aufstellen, sodass die Fußspitzen nach vorn zeigen und hüftbreit geöffnet sind. Die Wirbelsäule strecken und den Oberkörper zwischen den Armen in Richtung der Oberschenkel schieben. Die Position 5 Atemzüge halten (herabschauender Hund, Seite 21).
15. Einatmen: Mit zwei oder mehreren Schritten nach vorn zu den Händen laufen. Den Oberkörper nach vorn in die Länge ziehen und die Knie leicht beugen. Die Hände bleiben dabei auf dem Boden.
16. Ausatmen: Den Oberkörper nach vorn absenken, sodass die Hände den Boden neben den Füßen berühren. Die Stirn in Richtung der Schienbeine ziehen (stehende Vorbeuge, Seite 17).

17. Einatmen: Die Knie beugen. Den Oberkörper dabei aufrichten und die Arme über die Seite nach oben führen. Die Handflächen aneinanderlegen.
18. Ausatmen: Die Knie strecken und den gesamten Körper lang aufrichten. Die Hände lösen und die Arme über die Seite nach unten führen.

Krieger-Flow

1. Im Vierfüßlerstand beginnen. Die Fußspitzen hinten aufstellen und das Gesäß nach hinten oben in den herabschauenden Hund (Seite 21) anheben.
2. Einatmen: Das rechte Bein lang gestreckt nach hinten und oben anheben.
3. Ausatmen: Das rechte Knie beugen und das Bein unter den Körper nach vorn ziehen. Den Fuß mittig zwischen den Händen platzieren. Das rechte Knie ist gebeugt und befindet sich über dem Sprunggelenk. Das hintere linke Bein bleibt gestreckt.
4. Einatmen: Den Oberkörper aufrichten und die Arme über die Seite, wie im Krieger 1, nach oben führen. Die linke Ferse bleibt dabei in der Luft (Krieger 1, Seite 16).
5. Ausatmen: Den linken Fuß um 90 Grad nach links drehen, sodass die linke Fußspitze nach links zeigt. Den Oberkörper und die Hüfte zur linken Seite öffnen. Die Arme dabei gestreckt bis auf Schulterhöhe absenken. Das vordere rechte Knie bleibt gebeugt, das hintere linke Bein gestreckt (Krieger 2, Seite 16).
6. Einatmen: Den linken Arm und den Oberkörper nach hinten neigen, die linke Hand auf den linken Oberschenkel legen mit der Intention, die Hand weiter nach unten zu ziehen. Den rechten Arm nach oben und weiter über Kopf strecken, den Blick nach oben zum Arm richten.
7. Ausatmen: Beide Arme nacheinander nach vorn führen. Die Hände seitlich des vorderen Fußes aufstellen. Den Oberkörper und das hintere Knie absenken. In den Vierfüßlerstand kommen und den Rücken rund machen (Katze, Seite 20).
8. Einatmen: Die Fußspitzen aufstellen und die Wirbelsäule strecken.
9. Ausatmen: Das Gesäß nach hinten und oben in den herabschauenden Hund anheben (Seite 21).
10. Einatmen: Das linke Bein lang gestreckt nach hinten und oben anheben.
11. Ausatmen: Das linke Knie beugen und das Bein unter den Körper nach vorn ziehen. Den Fuß mittig zwischen den Händen platzieren. Das linke Knie ist gebeugt und befindet sich über dem Sprunggelenk. Das hintere rechte Bein bleibt gestreckt.
12. Einatmen: Den Oberkörper aufrichten und die Arme über die Seite, wie im Krieger 1, nach oben führen. Die rechte Ferse bleibt dabei in der Luft (Krieger 1, Seite 16).
13. Ausatmen: Den rechten Fuß um 90 Grad nach rechts drehen, sodass die rechte Fußspitze nach rechts zeigt. Den Oberkörper und die Hüfte zur rechten Seite öff-

nen. Die Arme dabei gestreckt bis auf Schulterhöhe absenken. Das vordere linke Knie bleibt gebeugt, das hintere rechte Bein gestreckt (Krieger 2, Seite 16).

14. Einatmen: Den rechten Arm und den Oberkörper nach hinten neigen, mit der rechten Hand auf dem rechten Oberschenkel abstützen mit der Intention, die Hand weiter nach unten zu ziehen. Den linken Arm nach oben und weiter über Kopf strecken, den Blick nach oben zum Arm richten.

15. Ausatmen: Beide Arme nacheinander nach vorn führen. Die Hände seitlich des vorderen Fußes aufstellen. Den Oberkörper und das hintere Knie absenken. In den Vierfüßlerstand kommen und den Rücken rund machen (Katze, Seite 20).

16. Einatmen: Die Fußrücken ablegen. Den Bauchnabel nach unten absenken und in ein leichtes Hohlkreuz kommen (Kuh, Seite 20).

17. Ausatmen: Den Rücken ein weiteres Mal rund machen und das Gesäß nach hinten auf die Fersen schieben (Kindposition, Seite 19).